AF455680

EAUX MINÉRALES

DE

HEUSTRICHBAD

(Canton de Berne, Suisse.)

PAR

LE D^r. SCHÄRER.

BERNE.
Imprimerie Haller (B.-F. Haller).

1858.

Te 163
901

EAUX TRANSPORTÉES

Les Eaux de HEUSTRICHBAD sont expédiées avec les plus grands soins.

Le Prix du cruchon est de 1 fr. 70 c.

DÉPOT UNIQUE,

A PARIS, CHEZ M. D'ESEBECK,

ANCIENNE MAISON GUITEL,

Rue Jean-Jacques-Rousseau, 12,

P. S. — Prière à M. le Docteur de vouloir bien, afin d'éviter les erreurs qui se renouvellent chaque jour, indiquer très exactement sur ses ordonnances le **numéro** de la maison de notre dépositaire.

Paris. — Typ. Appert-Vavasseur, passage du Caire, 54-84.

EAUX MINÉRALES

(SULFUREUSES-SODIQUES)

DE

HEUSTRICHBAD

(CANTON DE BERNE, SUISSE.)

BIBLIOTHÈQUE NATIONALE
IMPRIMÉS

PAR

LE Dr. SCHÄRER.

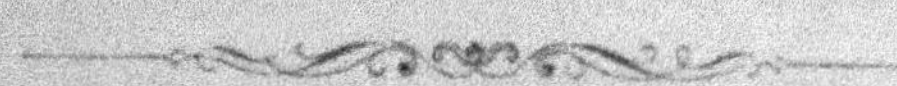

BERNE.
IMPRIMERIE HALLER (B.-F. HALLER).

1858.

Te 163
901

(Traduit de l'allemand.)

AVANT-PROPOS.

Un séjour prolongé dans cette contrée et une fréquentation assidu des eaux d'Heustrich, le sympathique et savant concours de son médecin, le Dr. Gautschy, me permettent de donner un court aperçu de ces eaux, dont les propriétés, j'allais dire les vertus curatives, sont d'une grande et solide notoriété dans le pays.

Cette première ébauche est fort incomplète, parce que, malgré le plus vif désir, il ne nous a pas été donné d'observer plusieurs des variétés d'affections où cette eau est rationnellement indiquée. La réputation d'Heustrich, reposant à son origine, sur des cures dites »merveilleuses« de catarrhes, de maladies nerveuses et de quelques rhumatismes chroniques, sa population s'est toujours recrutée de préférence dans cet ordre d'affections, bien plus que dans les sujets atteints de *dermatoses*, etc.

Cependant, depuis un an, une plus vaste clientèle a amené dans ces contrées, vantées et chantées par tous ceux qui parlent des Alpes bernoises, une variété plus grande de maladies, et au grand profit de celles-ci, j'espère pouvoir bientôt offrir au public médical une riche moisson d'observations nouvelles de la plus haute importance.

A mon avis, il n'est point d'étude plus satisfaisante que celle des eaux ; elle n'est comparable à aucune autre, tant elle offre de points d'observations variés, tant elle touche à la vie physique, morale et intellectuelle. Ce qui est plus précieux encore, et de beaucoup, c'est que la théorie s'y vérifie par la pratique, en toutes choses, et que le médecin y peut saisir d'une manière régulière, la relation des causes et des effets, et par le rapprochement de nombreux éléments analogues, faire des comparaisons fertiles en déductions.

Les malades qui vont aux eaux, sont placés dans l'une des conditions des hôpitaux spéciaux, qui réunissent des individus atteints du même genre d'affection. Mais quelle différence — combien est nuisible pour la plupart des maladies chroniques, le séjour de l'hôpital ! Combien l'évolution des accidents est pénible à observer et devient trompeuse dans ces milieux infectieux.

Dans les eaux, au contraire, on peut étudier directement l'influence, le plus souvent, salutaire du nouveau milieu ; et de là conclure aux lois générales de l'hygiène publique et privée.

C'est pourquoi il devient essentiel de bien distinguer dans les eaux : 1° la médication à domicile, 2° la médication dans le lieu même où sont les sources ou la médication balnéatoire.

L'eau prise en boisson ou en bain, sans aucun déplacement du malade, ne diffère guère de toute autre médication. Généralement le médecin a en vue le principe dominant, sans grande considération pour les principes secondaires, de même que dans une préparation pharmaceutique plus ou moins complexe. Les eaux artificielles sont encore bien au-dessous, et sont identiquement un médicament, le plus souvent de mauvaise qualité.

L'eau prise dans le lieu où elle naît, est en général déjà supérieure en qualité, mais pour le malade, ceci est de peu d'importance relativement à l'immense portée du séjour dans un milieu nouveau.

C'est dans un grand nombre de cas la base de tout le traitement. — Plus le milieu diffère de celui que l'on vient de quitter, plus cet effet se fera sentir. Si dans beaucoup d'affections cette circonstance semble moins significative, que je ne l'exprime ici, cependant c'est là et là seulement qu'il faut chercher la source de bien des insuccès.

L'influence si grande du milieu fait prévoir à quel dangers s'expose le malade, qui court au hazard, établir ses pénates dans un séjour consacré par la mode dans n'importe quel but, auquel la santé reste bien souvent étrangère.

Funeste abus, qui a dénaturé toute une grande méthode thérapeutique et à ce point, que bien des fois les malades épuisés par les mœurs des grandes villes, viennent ébranler davantage encore leur santé chancelante, dans un séjour consacré par la mode du jour.

Le milieu doit être approprié en tous points à l'état actuel du malade, ce qui suppose deux ordres de faits : l'exacte convenance du sujet malade au régime nouveau, et la possibilité de le suivre.

En écartant les circonstances spéciales et privées, il est aisé de remarquer que l'appréciation du degré d'utilité qu'il peut y avoir pour le malade à fréquenter tel bain, repose sur la connaissance exacte de sa santé, et celle du milieu quil doit habiter. Il faut d'autre part savoir jusqu'à quel point le malade se conformera aux exigences de ce traitement.

Ainsi consciencieusement comprise et observée, l'indication balnéatoire est digne de l'étude de tous les hommes sérieux et instruits, et mérite d'occuper l'un des premiers rangs dans le traitement des affections chroniques.

Mon rôle bien modeste se borne à consigner ici des documents que l'on pourrait sans doute utiliser, et qui, nous l'espérons, seront tous bientôt étendus et fructifiés par le corps médical et surtout par MMs. les Hydrologues.

L'AUTEUR.

PREMIÈRE PARTIE.

CHAPITRE I.

Heustrich repose sur la pente escarpée d'une montagne qui se présente avec une imposante grandeur, au sortir de Thoune. Le Niesen (Alpes suisses) divise l'espace qu'embrasse le regard, en deux belles vallées, le *Simmen-* et le *Frutigenthal;* celle-ci est traversé par une jolie rivière, la *Kander,* qui va se perdre au Sud dans les Alpes du Valais. Après une ascension insensible, sur une pente très douce, l'on aperçoit une riche et splendide végétation, que le voyageur ne soupçonnait point à 1900 m. au-dessus du niveau de la mer.

La vallée qu'arrose cette eau limpide et pure, a des prairies si fertiles, que la seconde fenaison y est d'une rare abondance :

d'où le nom d'Emdthal (Vallée du regain). Sur la rive gauche de la Kander, en regard de ce beau tapis de verdure, jaillissent les sources de *Heustrich*, dénomination qui rappelle à son tour, la richesse des prairies de la rive opposée.

L'établissement des bains, ainsi situé au sud-ouest et à 3 lieues de Thoune, à quelques pas des sources, sur un plateau riant, que couvrent de vertes prairies, est entouré de promenades ombragées, de jardins attrayants par la végétation luxuriante de ce séjour exceptionnellement favorisé. Les sources échappent du fond d'une roche calcaire, qui devient chisteuse à la surface.

Le climat de Heustrich (prononcez Eustrik) est doux en général. La situation est, relativement à ces contrées, peu elévée, et le *Niesen* protège ces lieux contre le vent de l'ouest. Grâce à cette circonstance, les personnes délicates atteintes d'affections de l'appareil respiratoire, ne sont nullement incommodées.

Mais que l'on se figure la vue délicieuse qu'offre de tous côtés l'établissement. Au nord-ouest on voit l'entrée de la vallée, et l'horizon coupé par les montagnes, qui bordent la rive droite du lac de Thoune, ainsi qu'une large et inégale dentelle sur un fond azuré. En face de l'établissement se trouve la route qui longe la rive droite de la Kander et qui mène dans le Valais, par l'un des sites les plus pittoresques de la Suisse. Au sud-ouest, on voit la Kander au lointain, serpentant au travers des villages, des fermes, des métairies, des forêts, des collines et tout ce panorama mille fois accidenté des contrées alpestres — dont la plus fameuse entre toutes, la Blümlisalp, tant parcourue par le voyageur, limite majestueusement notre regard, comme le fond d'un grand tableau chatoyant.

Est-il besoin d'ajouter que Heustrich est environné d'un grand nombre de localités dont les agréments de tous genres, toujours nouveaux, toujours variés, font autant de lieux de plaisirs, autant de buts d'excursion. — Au nord du Niesen, vous trouvez Vimmis, qui s'étend au pied de la montagne comme une chaîne de ravissantes villas ; puis c'est

Spiez, au bord du lac de Thoune; — il faut une petite heure de marche pour se rendre en ces deux délicieux et rustiques séjours. A un quart de lieu, à l'est de l'établissement, à quelque hauteur, se trouve le village d'Aeschi, qui domine tout le lac de Thoune, une partie du lac de Brienze, avec toute la riche guirlande qui les entoure et où se mêlent toutes les plus étonnantes créations de la nature.

Quand, de ces hauteurs à aspect si étrange, on descend, à deux lieues, vers le sud, on est frappé du contraste qui règne entre les châlets que l'on vient de quitter, et les belles maisons en pierre de taille qui remplissent la petite ville de Frutigen, centre administratif de ces paisibles contrées.

Ses trois beaux hôtels sont le rendez-vous de tous les touristes de la Suisse, qui ne manquent jamais non plus, de faire une halte à l'hôtel Victoria, au pied du Gemmi, à quelques pas de là.

Si les chevaux et les voitures ont le pas facile sur toutes les voies que nous venons de parcourir, nous pouvons ajouter que l'ascension du Niesen qui abrite Heustrich, est une des plus charmantes parties de plaisirs, grâce aux nombreux et agréables comforts que l'on y a menagées.

Quand les promeneurs sont arrivés au sommet de cette pyramide, par des sentiers à pente douce, après des pauses suffisantes, ils y trouvent un hôtel, dépendant des fermes voisines, où chaque goût, chaque appétit est satisfait, par la mère nature étalant à l'envie toutes ses richesses, toutes ses merveilles, aussi agréables qu'utiles.

On ne sait quel sens est le plus flatté après cet exercice si salutaire; tout nous sollicite: la vue de ce incomparable panorama, et le parfum de ces prairies — et le mœlleux parterre des hautes herbes chauffées au soleil — enfin un solennel appétit, qu'active l'enivrante brise du matin, moment propice à ces excursions.

Nul pinceau, nulle plume profanes ne sauraient rendre tout ce que cet imposant spectacle de la nature éveille de sensations; tout ce qu'il réveille de fibres dans un cœur surpris, paisiblement habitué aux uniformes tableaux d'une plaine monotone ou de nos modernes imitations de l'œuvre que Dieu seul a su faire, sans se répéter jamais, dans l'infinie variété de la création entière.

C'est là qu'est le breuvage pur et fortifiant, qui retrempe l'âme affaiblie. Et là aussi, dans le silencieux langage d'une nature sauvage, l'homme puise l'énergie morale nécessaire, pour ne pas se laisser accabler par le souvenir de nos pauvres et humaines misères ou de l'affliction de quelque infirmité enracinée.

Tel est Heustrich, œuvre de la nature, parée des sa propre parure ; embellie par ses richesses spontanément jaillies de ses sources bienfaisantes : l'art, le mieux conçu, y serait impie.

Depuis fort longtemps déjà, ces lieux étaient munis d'un établissement rudimentaire, pauvre barraque, où une réputation traditionnelle attirait de vieilles affections cutanées, catarrhales, des rhumatismes boiteux et enfin toute espèce de gens abandonnés par la science des hommes, qui trouvaient dans ce pays inculte alors, à peine de quoi s'abriter la nuit.

En 1842 on y bâtit un établissement, et sur la foi d'une première et trop courte analyse ces eaux furent peu appréciées. Néanmoins les cures révélaient empiriquement des propriétés fort remarquables, et les visiteurs doublèrent et triplèrent d'année en année.

Les DDrs. Burger, Mettler, Zysset, Jaggi, et enfin le Dr. Gautschy y firent successivement le service médical. Ce dernier surtout a le grand mérite d'avoir imprimé la plus heureuse impulsion à ces bains, en provoquant l'excellente analyse de M. Müller de Berne.

Aujourd'hui, ce bain peut recevoir à la fois de cent-cinquante à deux cents baigneurs. La famille Hofstetter, propriétaire du bain, veille avec une grande et patriarcale sollicitude à l'exactitude et à la bonne organisation de toutes les parties du service.

La vie est en commun ou isolée, au gré du baigneur. Les cabinets de bains, toutes les de douches y sont admirablement installées. L'eau destinée aux bains et douches est amenée dans des conduits en bois, allant des trois sources, à l'établissement. Selon les prescriptions du médecin, l'eau est bue à la source ou bien dans la chambre.

Le Dr. Gautschy, qui habite Frutigen, se rend tous les jours à Heustrich pour y donner les avis et les consultations; et surtout la prescription très rigoureuse pour chaque baigneur nouvellement arrivé.

On se rend à Heustrich, en partant de Paris, par le train express, à 8 heures du soir, ligne de Paris-Mulhouse; on arrive en 20 heures à la destination.

On peut s'adresser au Dr. Gautschy, Frutigen (canton de Berne), pour les renseignements relatifs ou *Traitement*. Quant à ce qui concerne l'*Administration* de l'établissement, on doit écrire à Mr. Hofstetter Hans, Sohn — Heustrichbad (canton de Berne), propriétaire, résidant au bain, dont il dirige personnellement toute l'administration, avec autant de goût que d'intelligence. L'établissement actuel est dû à sa seule et active initiative.

SECONDE PARTIE.

CHAPITRE II.

COMPOSITION DES EAUX D'HEUSTRICH.

Parmi les diverses analyses que l'on a faites des eaux de Heustrich, nous ne mentionnerons que la plus récente, exécutée par un savant chimiste de Berne, Mr. C. Müller, sur 10 kilgr. d'eau, durant le printemps de 1855 pendant un séjour aux eaux.

Ce chimiste a trouvé :

	Grammes.
Hydrogène sulfuré, à 8° R. 28″ H. Bar.	172 c. c.
Azote (par M. Pagenstecher) circa . .	629.377
Carbonate de chaux	0.196
Carbonate de magnésie	0.110
Fer, traces	——
Phosphate de chaux	0.029
Silicates terreux	0.089
Sulfate de soude	2.087
Sulfate de potasse	0.057
Chlorure de sodium	0.080
Bicarbonate de soude	4.310

Température de la source 8.4° C. et 8.7° temps ext.

Il n'existe pas d'acide carbonique libre dans ces eaux. Il est digne de remarque, que l'ébullition même, ne peut complétement chasser le SH, et qu'après un long séjour dans des bouteilles l'eau ne se trouble pas par le dépôt du soufre. Cette résistance, cette fixité est une conséquence de l'absence de matières organiques ainsi que de l'oxigène, qui par les combinaisons de *dédoublement*, ramenant la matière organique et inorganique, à des états chimiques plus simples, sont la principale cause de la facile altération des eaux. Peut-être est ce le bicarbonate de soude, qui jouit de la propriété de retenir l'hydrogène sulfuré. Toujours résulte-t-il de cette circonstance, une grande facilité de profiter de l'eau au loin, et a des températures plus élevées.

PROPRIÉTÉS GÉNÉRALES.

La présence de l'hydrogène sulfuré dans une eau suffit en général à la caractériser hydrologiquement. Toutefois, la présence de sels de chaux dans certaines eaux sulfurées, de sels de soude dans d'autres, a fait établir une distinction entre nos deux groupes de sources, et ces dernières portent le nom de *sulfureuses sodiques*. Si l'on a égard à l'abondance du bicarbonate et du sulfate de soude dans nos eaux, on est tenté de les classer hors rang, et peut-être serait-il permis de découvrir dans les eaux d'Heustrich deux indications générales correspondant à cette double spécialité.

Nous croyons essentiel de faire observer d'abord, que nous ne partagerons pas l'avis des iatrochimistes, qui prennent un principe chimique prédominant dans une eau, pour le symbole thérapeutique de celle-ci. Non, une eau est avant tout une unité, un tout, dont chaque élément concourt à sa manière, à faire une *résultante* thérapeutique, une médication. Que maintenant certains principes se neutralisent ou non, que leur action soit indirecte, ils n'en jouent pas moins leur rôle, aussi certainement que l'azote dans l'air.

Mais si l'eau d'Heustrich, comme toutes les eaux, est une unité, une résultante, cette eau doit comme telle, être distinguée de toutes les eaux, parce que cette unité diffère du plus au moins, de toute autre unité, et même notablement des sources voisines, par la présence de la soude et l'absence de la chaux.

Or dans ce produit général et complexe, on ne peut se le dissimuler, deux grands facteurs méritent toute l'attention, à tel point que le caractère générique de l'eau s'efface pour devenir doublement spécifique — par la présence d'une abondante quantité de bicarbonate et de sulfate de soude, et d'autre part de l'hydrogène sulfuré.

Ceci nous conduit donc à faire une courte étude de cette double indication, avant que d'aborder l'étude directe des propriétés de cette eau empiriquement constatées, et qui assurent son rang générique d'eau sulfureuse.

DIATHÈSES.

Mr. Durand Fardel, en parlant de l'indication des sulfureux dans les scrofules, distingue fort judicieusement l'action de ce genre d'eaux sur les accidents scrofuleux, de celle qu'elle a sur la diathèse scrofuleuse. Cela est si vrai, que la distinction peut s'appliquer à toutes les eaux possibles. En effet, l'élément minéralisateur principal et les éléments secondaires d'une eau, ne détruisent, à eux seuls, que rarement une diathèse. Empiriquement parlant ces médications ressemblent beaucoup à la plupart de nos altérants; théoriquement notre thèse repose sur un autre ordre de considérations, très aisées à saisir.

On a cherché, par des théories chimiques, à expliquer une foule de soi-disant diathèses. La balance du chimiste devait éclaircir tout cet obscur ensemble phénoménal qui accuse une diathèse. Beaucoup de médecins lorsqu'ils envoient dans des eaux alcalines, p. ex., sont plus ou moins guidés par des vues de ce genre. Les accidents disparaissent, diminuent, donc, dit-on, la diathèse guérit; or on a pris des alcalins, donc les alcalins guérissent cette diathèse; il manquait des alcalins au sang, ils sont incorporés, *causa sublata tollitur effectus.* A ce raisonnement il n'y aurait pas grand chose à répondre, si le traitement était tout entier dans l'administration de ces alcalins, et si dans ce dernier cas la guérison était manifeste. Malheureusement quand on en use ainsi, et cela a lieu dans tous les traitements sans déplacement du malade, on est soulagé, pour un certain temps; exceptionnellement seulement survient une guérison, et encore cela n'a pas lieu si tous les *ingesta* ne sont modifiés; si le régime n'est transformé.

Les guérisons des diathèses sont si peu dues à l'eau, à ce principe quasi spécifique, dont l'absence représente la cause de la maladie, et dont l'ingestion, l'assimilation constitue le remède héroïque, que très souvent on modifie la santé des individus en sacrifiant toute la chimiatrie. Combien de fois ne voit-on, avec les médications les plus diverses, des résultats thérapeutiques, tout-à-fait identiques, alors que cependant, et ceci est le point culminant, on a porté un même et seul diagnostic chimique. Le soufre, l'iode, la soude, l'huile de foie de morue, ont également guéri! Incontestablement guéri, les mêmes symptomes, une même lésion; assurément il y avait un élément pathologique commun, chimique, si vous voulez on peut l'admettre, qui a disparu, mais la *diathèse* n'était pas là, ni tout le *traitement*.

La diathèse était insaisissable comme cause dernière de tant de maux — un symptôme avait été élevé à la hauteur d'une entité morbide. Un médicament propre à le modifier, avait été employé, avec le concours d'une foule de moyens plus généraux et les résultats ayant été satisfaisants, on attribuait à la partie le tout, par une double erreur dans les prémisses et les conséquences.

INFLUENCE DU MILIEU.

La diathèse est dans la perturbation primitive de toute l'activité vitale; elle est ensuite dans le trouble de toutes les modalités fonctionnelles de l'individu; elle est dans le cœur de la vie, c'est-à-dire dans une altération de la nutrition, comprenant et la formation du sang, et la formation des humeurs qu'il secrète, et dans la plasticité toute entière, par l'effet même de l'anomalie de la chair coulante, le sang.

Et comment agir sur un mal si radical, si profond, si universel? En changeant le milieu comme on transplante un végétal. C'est un autre air qui l'environne, c'est de l'oxygène identique pour le chimiste étroit, mais différent pour le véritable observateur de la nature. Ce sont ensuite les nombreux éléments qui voltigent dans l'espace, monde invisible aussi pour la chimie de nos jours, éléments qui sont peut-être, à l'oxygène, ce qu'il était, il y a 60 ans au phlogistique. Puis c'est un climat nouveau, avec toutes les variations de situation, d'entourage; c'est un régime, ce sont des habitudes différentes.

Viennent les influences incontestables de l'eau qui est une partie alimentaire essentielle, car elle est la base de tout. Ici encore nous abstrayons l'eau minéralisée qui peut en différer notablement, sans quoi il n'y aurait pas d'eau potable dans les pays des bains. Enfin le médicament, le bain, ou plutôt les sources souvent encore douées de propriétés différentes entre elles. Élément très puissant, *ex aequo* en première ligne avec tous les autres, mais aussi impuissant isolé, que salutaire lorsqu'il se joint à eux. Nous négligeons la part du moral qui, selon les cas, peut occuper le premier ou le dernier rang.

Tel est à notre avis le traitement de la diathèse, quelque nom qu'elle porte, quelque symptôme l'on envisage. Mais arrivons à l'action spéciale des divers principes; voyons l'indication que l'expérience a fournie pour chacun d'eux, à quels accidents et à quelles diathèses les eaux d'Heustrich peuvent s'appliquer avec une certitude scientifique, sauf à délaisser l'insoluble question de la cause première de ces spécificités, qui ont dérouté tous les investigateurs physiologistes, jusqu'à nos jours.

ACTION DES EAUX SULFUREUSES ET ALCALINES.

Les sulfureux semblent de véritables spécifiques contre la plupart des maladies cutanées externes et internes. Ce rapprochement de la peau et des muqueuses est plus vrai encore, si on le limite pour ces dernières à l'*appareil respiratoire* tout entier. Mais on peut dire que dans les affections de l'appareil muqueux respiratoire, l'hydrogène sulfuré convient surtout à une température basse.

Dans les maladies *cutanées*, le soufre fait merveille, surtout quand l'accident étant *subaigu*, on prend l'eau froide et le soufre accompagné d'éléments sodiques (Durand-Fardel). Par une heureuse alliance, Heustrich remplit, pour les *catarrhes* les plus variées, les deux grandes indications signalées jusqu'à ce jour par les premiers balnéologues. En effet, en outre des sulfureux des Pyrénées, de la Suisse, d'Enghien, etc., cette eau représente Ems, le Mont-Dore, à bien des égards. En tempérant la source principale par les deux sources accessoires, on a même une petite quantité de fer, qui d'ailleurs ne réussit jamais quand elle est abondante. De cette présence du bicarbonate, il est aisé de déduire la valeur de ces eaux dans les affections liées à un état *rhumatismal* et *goutteux*.

Toutes les affections *gastriques* si variées ne peuvent que gagner à l'administration d'une eau si doublement active par le *soufre* comme stimulant cutané, et les *alcalins* si favorables dans les mauvaises digestions, lorsque surtout les alcalins sont bicarbonatés.

Dans la *tuberculisation* au début, la diathèse peut être heureusement influencée par des eaux sulfureuses ; les accidents de toute nature, peuvent être bien combattus par le second élément prédominant. Mais ici viennent d'autres considérations, hygiéniques, climatériques, qui, avant le ramollissement, font de cet établissement, un séjour tout exceptionnel.

L'air pur de ces contrées, la température très uniforme pendant quatre à cinq mois de l'année, la cure du petit lait, voilà d'abord des éléments de première importance dans le traitement de la diathèse. A Heustrich, plus que n'importe ailleurs, on a organisé la gradation dans la force de l'eau, de telle sorte que l'on commence par une eau à peine sulfurée. Mais ce qui est plus essentiel, c'est l'action tempérante et sédative des sels sodiques, pour enlever au soufre ce qu'il aurait de trop excitant dans des poumons malades et menacés de ramollissement. On a voulu à toute force trouver une indication des sulfureux, quand cet accident a éclaté. Nous ne partagerons pas cet avis, tant que les faits les plus éclatants, nous confirmeront dans la pensée que toute excitation est formellement contre indiquée.

Dans tous les cas, la *basse température* de ces eaux leur donne l'avantage sur la plupart des eaux sulfureuses en réputation, dans l'affection tuberculeuse et ses nombreuses manifestations symptomatiques. Sous ce point de vue nous croyons qu'elles conviennent mieux au début qu'aucune autre. Chez les sujets très impressionnables au froid, on peut ordonner un séjour moyen et surtout éviter l'automne dans les régions puissamment toniques.

De ce point de vue à l'action des sulfureux sur le *système nerveux* la transition est naturelle. Il n'est pas de médication mieux tolérée par les sujets atteints de névroses. Il n'en est pas, qui donne des résultats plus immédiats, parce que le soufre, quand il agit, produit des effets très prompts sur le système nerveux périphérique qui se réfléchissent tout aussitôt sur les centres. Le soufre ne guérit pas la plupart de ces états, il les modifie toujours, pris sous forme de bains, de douches. Combien aussi fut grand notre étonnement, de ne pas même trouver mentionnés les sulfureux contre les *paralysies* locales à l'origine ou dans la suite, dans un livre comme celui de Mr. Durand-Fardel. Oublie-t-il, que dans tous les hôpitaux, les bains sulfureux étaient le grand remède avant l'électricité; que de même que cette médication, ils réussissent très bien après que le centre nerveux est rentré plus ou moins (en apparence) dans son état normal. Assurément au début, le chlorure sodique peut offrir de grands avantages. Mais c'est dans les *bains de mer du midi*, et comme l'entend Mr. *Le Bret*, sous forme de douches surtout.

Quand il s'agit de toute autre affection, liée directement encore aux systèmes cérébro-spinal et ganglionnaire, le séjour spécial de Heustrich acquiert une importance majeure. Que l'on se rappelle ce que nous disions à propos des tubercules. Air pur, tonique, altitude très notable déjà, avec une sécheresse des plus soutenues — rarement il y eut un concours aussi complet de circonstances propres à refaire un sang riche et plastique ; et rien n'est exagéré dans ces lignes : il s'agit de l'un des plus beaux et plus riches sites de la Suisse.

ACTION PHYSIOLOGIQUE SUR L'HOMME SAIN.

Quoique l'action d'un médicament simple ou composé sur les diverses organisations ne soit pas identique, en l'absence de tout état morbide, et que la différence soit encore bien plus prononcée chez des sujets, dont l'organisme est profondément modifié, altéré, il faut cependant tenter d'apprécier par approximation, par quelle voie un médicament peut guérir, quels phénomènes généraux il provoque, et quelle est, s'il était permis de parler ainsi, l'essence de ses propriétés, sa plus grande généralité : ceci ne peut être fait avec succès que sur l'homme sain. Nous supposons, et tel est le sens précis de ces paroles, qu'il y a moins de différence entre les divers états de santé qu'entre les divers états morbides, que par conséquent les effets sont comparables et prêtent à conclusions.

A la dose de ½ à 1 choppe (6 à 12 onces) l'homme sain éprouve quelques rapports hydro-sulfurés — bientôt après, un peu de somnolence. Dans les premiers jours un peu d'inappétence, de la constipation, même s'il y a de la diarrhée antérieure.

A la dose de 1 à 2 choppes on voit la somnolence augmenter ; la tête est un peu pleine, pesante ; de la céphalalgie frontale ; de l'abattement des membres. Chez des femmes un peu de névralgie dans la 2ᵉ et 3ᵉ branche du trijumeau ; surtout si on boit avec précipitation ; ici appartiennent naturellement quelques bourdonnements d'oreilles, etc.

Incontestablement, et après élimination de toutes les inconnues, il est toujours aisé de reconnaitre une activité dans la sécrétion urinaire, nullement en rapport avec la quantité d'eau pure. L'odeur de l'hydrogène sulfuré se trouve surtout dans la transpiration, qui devient très active, lorsqu'on se donne *un peu* de mouvement.

La menstruation n'a pas paru modifiée. Selon que l'eau est bue ou non sans intervalles, les maux de tête ou la diurèse prédominent. On s'habitue vite à ce genre d'effets qui se dissipent promptement, et auxquels on n'est exposé, en allant contre toutes les prescriptions, que pendant quelques jours.

L'activité, la sérénité, toute la vie se réveille. Souvent alors la menstruation devance l'époque. A des doses plus élevées on est incommodé, d'abord comme par tout excès; ensuite on voit à un degré exagéré la plupart des phénomènes déjà signalés, mais pas d'accélération du pouls.

Ainsi, il y a dans ces conditions peu d'excitation, et dans l'action diurétique, on pourrait ne voir que l'effet d'une suractivité provoquée par l'élimination même du sulfure d'hydrogène.

Pour expliquer ce mode d'action, il faut se rappeler que dans une livre d'eau, on prend plus de 8 centimètres cubes de gaz, ajoutons qu'on ne peut rien inférer des données acquises. — Car le plus souvent les expériences physiologiques faites sur le sulfide hydrique, sont de telle nature, qu'ils ne peuvent jeter aucune lumière sur la question présente.

L'eau prise en Bain n'offre pas de grande particularité. Les effets signalés dans l'ingestion, comme boisson, ne se retrouvent pas. Il est douteux qu'il y ait des gaz d'absorbés. C'est d'ailleurs un point de litige général, et ainsi que le fait observer Mr. Durand-Fardel, dans son excellent livre, tout est contradiction en cette matière. — Les bains étaient, à vrai dire, peu usités jusqu'ici à Heustrich, et les observations deviendront plus abondantes à l'avenir, grâce à une vaste et complète installation pour cet usage. Nous en dirons autant des *douches*.

Une seconde source dépendante de l'établissement, ne présente de particulier que du carbonate ferreux. Une troisième source offre l'exemple d'une eau si pure de toute substance, qu'elle n'a peut-être pas son analogue. Elle peut servir à étendre la source sulfureuse, de même que la précédente permet d'y ajouter un peu de fer.

Il ne nous paraît pas utile d'établir ici, nous y reviendrons, un parallèle général entre ces eaux et celles de *Weissembourg* bien connues d'ailleurs, parce qu'elles sont sulfatées et **non-sulfureuses**, distinction fort judicieuse de M. Durand-Fardel, et qui répond à quelques indications de premier ordre.

THÉRAPEUTIQUE.

Nous avons dit que les sulfureux et même l'eau sulfureuse alcaline d'Heustrich ne convenaient guère aux états inflammatoires. Cette contre-indication formulée, il nous reste à préciser le mieux possible dans quelles affections et à quelle période de leur évolution l'eau, qui nous occupe, a donné les résultats les plus remarquables, et où on peut la prescrire avec certitude, une fois l'indication bien saisie.

CATARRHES.

Quand le *catarrhe bronchique* est sorti de sa période d'acuité; que tous les râles secs ont disparu; que l'expectoration commence, ou que les crachats rares, séreux, écumeux, filants, crus, ont disparu, alors paraît une phase nouvelle.

L'oppression est moindre; la sécrétion de la muqueuse est plus abondante et plus compacte; la respiration n'est plus gênée que mécaniquement par la présence de mucosités; les mucosités plus séro-fibrineuses se révèlent par des râles muqueux, à grosses bulles. Il coexiste bien aussi quelques petits râles vésiculaires, mais ces derniers bruits les masquent en genéral.

Le caractère le plus appréciable c'est la viscosité de l'expectoration, dont la matière adhère fortement aux bronches. Non rarement on rencontre dans ces cas la respiration saccadée. Les crachats quoique moins *crus* sont plus compactes, mais ils adhèrent encore plus ou moins aux parois du vase.

Cet *état*, qui marche cependant sans cesse; pleinement atteint; facilité; en pleine évolution; l'élément antiphlogistique doit être supprimé dans le traitement. Les toniques sont alors indiqués, souvent conjointement avec des résineux et des balsamiques. Malheureusement dans un grand nombre de cas, ces moyens sont impuissants, soit qu'il faille frapper plus profondement, soit quils soient incapables de ramener la muqueuse à son état normal.

A ce moment, l'eau d'Heustrich se montre des plus favorables, et il semblerait que l'absence d'acide carbonique constitue en ces cas une circonstance précieuse: Caractère différentiel essentiel entre Heustrich et le Schwarzbrünli-Gurnigel, qui en outre est gypseuse, sans parler de sa situation bien plus élevée au-dessus du niveau de la mer. Cette eau semble convenir, d'après l'expérience, lorsqu'il reste un état sub-aigu, et bien avant cette petite toux sèche, avec de la bronchiectasie et de l'emphysème.

Lorsque dans ces circonstances, et surtout dans les derniers temps de l'expectoration, on prend l'eau d'Heustrich, par une modification rapide de l'état général et local, les crachats diminuent très promptement ; la respiration de rude devient mielleuse, et n'est plus guère couverte par des râles.

Quelle part faut-il faire à l'élément sulfureux, quelle autre aux sels de soude ? Les derniers ne serviraient-ils pas aussi à détruire directement l'engorgement de la trame muqueuse, tandis le premier serait un léger astringent. Passe pour l'explication.

Grâce à sa situation, Heustrich, dès le début de l'été, voit arriver tous les asthmatiques, chassés des climats plus rigoureux des environs, pour y goûter pendant des mois l'été ; l'été véritable, uniforme. Tous les résidus de grippe, de bronchites de toute nature qui se sont créés dans les bronches de bien des malades, un véritable *quartier d'hiver,* sont singulièrement vite modifiés.

Weissembourg est antiphlogistique. Encaissé comme un puits, nul vent n'y arrive ; l'air y est saturé d'humidité qui, chaude en été, de température uniforme, constitue le vrai séjour pour cet état de la bronchite qui est mêlé de congestion phlegmastique. Autant de caractères chimiques et climatériques opposés à ceux d'Heustrich, comme aussi pareille différence dans tous les éléments qui servent à établir une indication.

Weissembourg peut précéder Heustrich dans des cas spécieux, de même que Gurnigel peut succéder à ce séjour.

En résumé, le catarrhe avec quelque hypérémie, une légère sécrétion, une toux faible, sèche, avec diminution variable du bruit vésiculaire, quelques râles sibilants — a guéri presque sans exception entre autres, et surtout chez des femmes.

S'il y a de la bronchorrhée — de la bronchiectasie, on se trouve bien d'accompagner la boisson, de douches et de lotions.

Enfin quand les dernières ramifications sont atteintes avec les vésicules, état caractérisé par la dyspnée, l'asthme, l'emphysème, c'est-à-dire une série de râles secs sibilants, la rudesse de l'expiration, l'inspiration courte suspirieuse, l'expiration longue, trainante, et à souffle prolongée, on obtient une résolution, un amendement rapide, qui devient complet, insensiblement, car il faut du temps pour changer les nombreuses perturbations de la nutrition locale.

On boit dans les affections catarrhales de 1 à 4 verres le matin dans la chambre — avec 5 à 15 minutes d'intervalle. Peu à peu le malade va lui-même à la source. Quelques fois on ajoute, selon le conseil du Dr. Gautschy, du lait; pour les enfants du bouillon. Les douches, les bains, les inhalations, récemment installées, n'ont pas fourni encore grande matière à observations.

Des *gastralgies* très tenaces, consécutives à des affections intestinales, ont disparu, sans que l'estomac ait eu à souffrir durant le traitement. Mais on a eu recours, dans ces affections, surtout aux *Bains*. Tel est aussi le mode de traitement qui a le mieux réussi dans les *Enterorhées* chroniques, les anciennes *Dyssentéries*, qui se rattachent à de la débilité, de l'atonie, du météorisme, des coliques à origine nerveuse. Le Dr. Gautschy dit avoir constamment observé dans ces derniers cas, une augmentation de la diarrhée durant 2 ou 3 jours, à laquelle succède, soit par l'effet de la tolérance, soit autrement, une constipation définitive. — Les hémorrhoïdes contre-indiquent cette eau, d'après une décisive expérience.

Dans le *catarrhe de la vessie* on ne réussit, qu'autant qu'on prend pour base les indications que nous avons posées pour le catarrhe bronchique. Le dernier été a fourni des exemples assez nombreux de ce mode d'action.

Les *flueurs blanches*, prises en bloc, ont toujours été avantageusement influencé, non moins que les *engorgements*, auxquelles elles se rattachaient le plus souvent, à l'aide des *douches ascendantes*.

RHUMATISMES.

Heustrich a dû sa première réputation à de nombreuses cures de toutes les variétés de rhumatisme. Et c'est le cas de rappeler que dans cette diathèse, plus qu'ailleurs, Heustrich emprunte ses vertus curatives autant au séjour qu'à l'eau. Nous parlons du Rhumatisme dans la vaste acception du mot, avec toutes les localisations internes et externes ; le rhumatisme musculaire, aussi bien que le rhumatisme articulaire chronique ; le rhumatisme viscéral autant que le rhumatisme névralgique : la localisation qui est influencée le plus remarquablement est bien celle des viscères que l'excitation cutanée rappelle souvent à la surface.

C'est le bain et la douche chaudes qui sont largement pratiqués dans ces affections. Heustrich a des effets surprenants dans les cas d'altérations déjà avancées des surfaces articulaires. Pas n'est besoin d'ajouter toute la portée d'un semblable séjour, à température uniforme, dans le rhumatisme vague, errant, dominé cruellement par les moindres changements de température.

Le bain, avons nous dit, est le grand moyen dans ces maladies. On le donne chaud d'abord. Mais on en abaisse la température successivement, jusqu'à celle de la source, en diminuant aussi sa durée. Cette effective pratique est indispensable à bien des égards. Il serait à désirer que partout on en put faire autant, pour déraciner l'une des plus rebelles diathèses qui se puisse greffer sur notre organisme.

Toujours quelque peu mobile, dans ses manifestations les plus constantes, le rhumatisme demande que la médication varie non-moins que ses rapides et retentissantes évolutions.

MALADIES DE LA PEAU.

Autant le rhumatisme est dans la diathèse et son traitement, autant la maladie cutanée est dans le traitement local, malgré l'incontestable présence de la diathèse. Loin de nous la pensée de ne pas traiter celle-ci ; mais la grande indication ressort de l'état local, précisément aussi parce que dans les maladies cutanées, il y a, en général, plus de fixité. Depuis les exanthèmes fébriles généralisés, jusqu'à la mentagre, la ténacité est aussi grande que dans le rhumatisme articulaire fixe, chronique, mono-articulaire le plus souvent en dehors de tout élément goutteux, et qui est l'exception dans la groupe des rhumatismes. Ceci soit dit par comparaison.

Heustrich est l'eau unique pour ce dernier cas, c'est-à-dire le rhumatisme goutteux, grâce à ses deux éléments *spéciaux*, qui prédominent. Nous ne rappellerons pas, ce que nous avons dit plus haut, des variétés et du stade des exanthèmes, qui réclament cette médication. La triple médication de l'eau, sous forme de boisson, de douches, de bain, est ici impérieusement commandée.

NÉVROSES.

C'est l'ordre de maladies qui a fourni, jusqu'ici, le plus fort contingent à ces eaux. C'est dire que la population féminine en forme la majorité.

On y vient avec la pensée de trouver à Heustrich un véritable spécifique, et tout ce que nous avons dit, permet de prévoir, que les déceptions sont extrêmement rares.

Les névralgies *faciales*, l'*hemicranie*, les névralgies *intercostales*, guérissent d'autant plus sûrement qu'elles occupent un terrain plus nerveux.

Les créatures les plus frêles, les plus chétives, les plus sensibles, exténuées par les douleurs, moralement abattues par de longues et martyrissantes souffrances, reviennent tellement promptement, qu'à moins d'effets évidents chez d'autres sujets, on croirait n'avoir guéri que des maladies purement psychiques.

Nous avons implicitement parlé dans ce cas de femmes dominées par des états *hystériques* et *chloro-anémiques*. Vaste famille, dont les tributaires forment une forte partie du sexe feminin des grandes villes.

L'eau en boisson réussit contre cette forme de gastralgie, d'une manière toute surprenante. Les vomissements, les vapeurs, les caprices d'estomac, la douleur épigastrique, tout le cortège de symptômes des chlorotiques se transforment en peu de jours.

L'appétit, le sommeil reviennent. Alors les spasmes, les crampes, les palpitations, petit à petit s'effacent. Cependant pour guérir, il faut du temps. Autre chose est guérir, autre chose soulager.

Les bains sont donnés contre l'ensemble de la maladie et aussi froids que possible dès le début.

SCROPHULES.

Il semble qu'il n'y ait pas lieu de reparler de cette grande classe de maladies, après avoir dit ce qu'il fallait penser de la diathèse, de la cachexie qui la révèlent. Remarquons cependant quelques points spéciaux.

Il arrive assez fréquemment, que les scrophuleux sont atteints d'états sub-aigus, localisés dans les organes de la vue, de l'ouïe, de l'odorat. Ces localisations pour peu que l'acuité soit prononcée ne sauraient bénéficier de ce traitement, au même degré que les *engorgements strumeux* froids, dont la résolution exige un coup de fouet, souvent trop énergiquement appliqué par l'iode, etc. C'est là que convient le soufre, mais heureusement tempéré par les sels sodiques.

La diathèse, nous le répétons, guérit ou se modifie par l'action du milieu tout entier.

INTOXICATIONS MÉTALLIQUES.

Qu'il s'agisse du plomb ou du mercure, les bains sulfureux ont des propriétés curatives si manifestes, qu'aujourd'hui on prescrit partout les bains sulfureux, qui cette fois sont autre chose qu'une vogue, mais un traitement rationnel, qu'une journalière expérience justifie largement.

Les coliques de plomb les plus violentes sont toujours promptement soulagées : c'est dire assez que la médication révulsive cutanée agit non moins que la stimulation ultérieure de l'activité des muscules et de la plupart des organes, lorsque la lésion est invetérée.

TABLE DE MATIÈRES.

PREMIÈRE PARTIE.

CHAPITRE I.

SECONDE PARTIE.

CHAPITRE II.

LES DEUX SOURCES ACCESSOIRES.

BIBLIOTHÈQUE NATIONALE R.F. IMPRIMÉS

105

www.ingramcontent.com/pod-product-compliance
Ingram Content Group UK Ltd.
Pitfield, Milton Keynes, MK11 3LW, UK
UKHW021514260726
13993UKWH00004B/1668